LES

HÉMORRAGIES MÉNINGÉES

A FORME MÉNINGITIQUE

PAR

Le Dr Charles PAVY

ANCIEN EXTERNE DES HÔPITAUX DE MONTPELLIER (Concours 1900)
EX-INTERNE PROVISOIRE DES HÔPITAUX DE MONTPELLIER (Concours 1903)
EX-INTERNE DES HÔPITAUX ET DE LA MATERNITÉ DE NIMES (Concours 1903)

MONTPELLIER
IMPRIMERIE DELORD-BOEHM et MARTIAL
ÉDITEURS DU « MONTPELLIER MÉDICAL »
—
1905

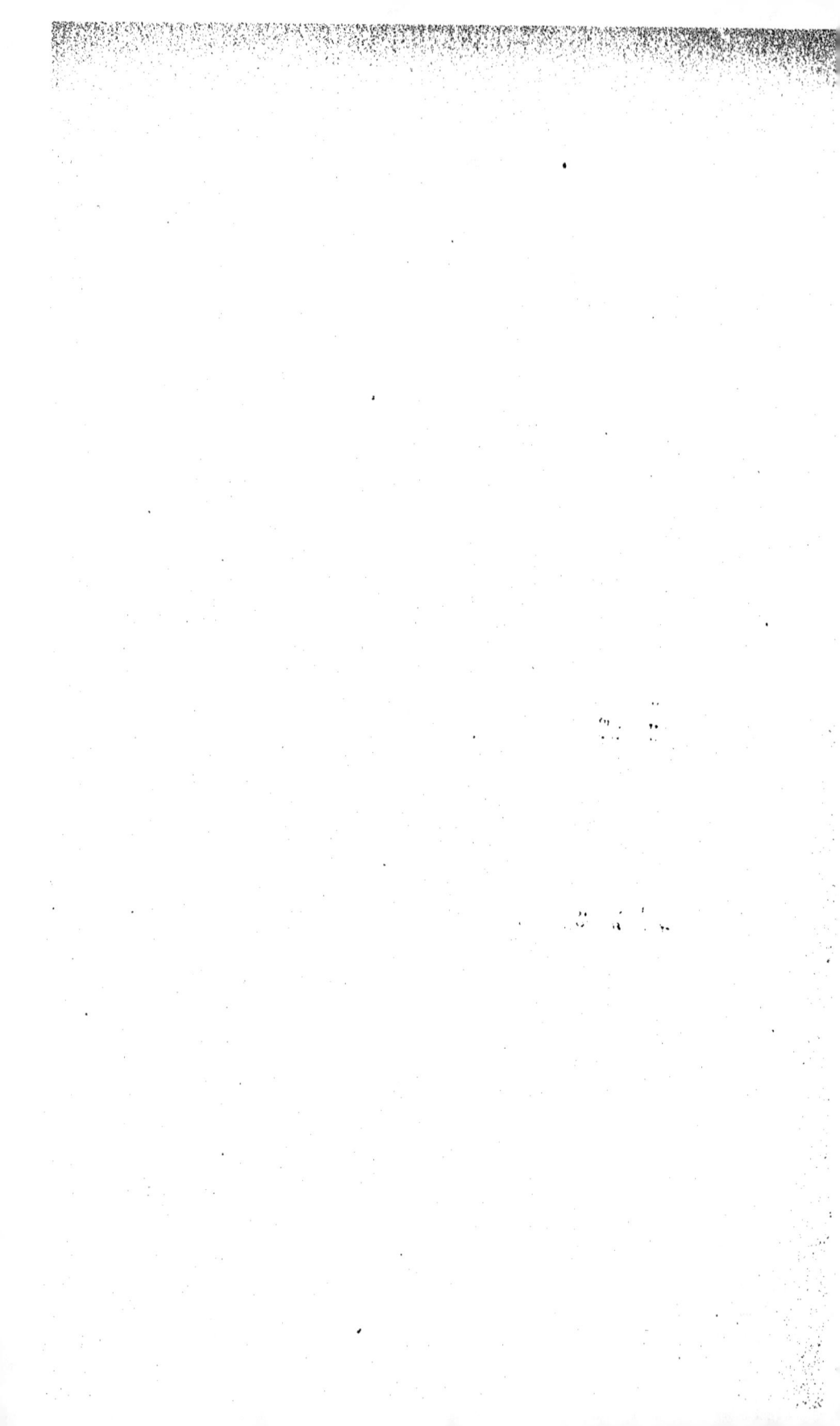

LES

HÉMORRAGIES MÉNINGÉES

A FORME MÉNINGITIQUE

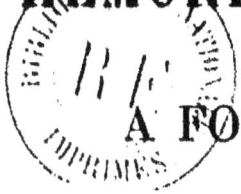

PAR

Charles PAVY

DOCTEUR EN MÉDECINE

Externe des Hôpitaux de Montpellier (Concours 1900)
Interne provisoire des Hôpitaux de Montpellier (Concours 1903)
Interne des Hôpitaux et de la Maternité de Nimes (Concours 1903)

--- ✦●●●●●✦ ---

MONTPELLIER

IMPRIMERIE DELORD-BOEHM ET MARTIAL

ÉDITEURS DU « MONTPELLIER MÉDICAL »

—

1905

PERSONNEL DE LA FACULTÉ

MM. MAIRET (✻).............. Doyen
TRUC.................. Assesseur

PROFESSEURS :

Clinique médicale.....................	MM. GRASSET (✻)
Clinique chirurgicale.................	TEDENAT.
Clinique obstétricale et Gynécologie...	GRYNFELTT
— Charg. du Cours, M. GUÉRIN...	
Thérapeutique et Matière médicale......	HAMELIN (✻).
Clinique médicale.....................	CARRIEU.
Clinique des maladies mentales et nerveuses....	MAIRET (✻).
Physique médicale.....................	IMBERT.
Botanique et Histoire naturelle médicale.........	GRANEL.
Clinique chirurgicale.................	FORGUE.
Clinique ophtalmologique..............	TRUC.
Chimie médicale et Pharmacie..........	VILLE.
Physiologie...........................	HEDON.
Histologie............................	VIALLETON.
Pathologie interne....................	DUCAMP.
Anatomie..............................	GILIS.
Opérations et Appareils...............	ESTOR.
Microbiologie.........................	RODET.
Médecine légale et Toxicologie........	SARDA.
Clinique des maladies des enfants.....	BAUMEL.
Anatomie pathologique.................	BOSC.
Hygiène...............................	BERTIN-SANS H.

Professeur adjoint : M RAUZIER.
Doyen honoraire : M. VIALLETON.
Professeurs honoraires : MM. JAUMES, PAULET (O. ✻), BERTIN-SANS E. (✻).
Secrétaire honoraire : M. GOT

CHARGÉS DE COURS COMPLÉMENTAIRES

Accouchements.......................	MM. VALLOIS, agrégé libre.
Clinique ann. des mal. syphil. et cutanées...	BROUSSE, agrégé.
Clinique annexe des maladies des vieillards....	RAUZIER, agr. lib. prof. adj.
Pathologie externe...................	DE ROUVILLE, agrégé.
Pathologie générale.................	RAYMOND, agrégé.

AGRÉGÉS EN EXERCICE

MM. BROUSSE.	MM. VIRES.	MM. GUÉRIN.
DE ROUVILLE.	VEDEL.	SOUBEIRAN.
PUECH.	JEANBRAU.	GAGNIÈRE.
GALAVIELLE.	POUJOL.	ED. GRYNFELTT.
RAYMOND.	ARDIN-DELTEIL.	

M. IZARD, *Secrétaire.*

EXAMINATEURS DE LA THÈSE

MM. GRASSET, Professeur. *Président.*	MM. BROUSSE, Agrégé
BAUMEL, Professeur.	GALAVIELLE, Agrégé.

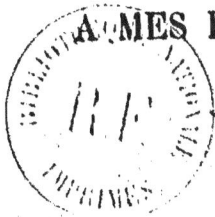

A MES PARENTS

Faible témoignage de reconnais-
sance pour les sacrifices qu'ils se
sont imposés en vue de l'accomplis-
sement de mes études.

A MON PRÉSIDENT DE THESE

MONSIEUR LE PROFESSEUR GRASSET

A MONSIEUR LE PROFESSEUR GRANEL

CHARLES PAVY.

A Monsieur le Docteur GALAVIELLE

PROFESSEUR AGRÉGÉ A LA FACULTÉ DE MÉDECINE DE MONTPELLIER

A Monsieur le Docteur ARDIN-DELTEIL

PROFESSEUR AGRÉGÉ A LA FACULTÉ DE MÉDECINE DE MONTPELLIER

A MES MAITRES

DES HOPITAUX DE NIMES

MM. CROUZET, GILIS, OLIVIER DE SARDAN, MAZEL
LASSALE, REBOUL, GAUCH, FABRE

A MES AMIS ET CAMARADES D'INTERNAT

CHARLES PAVY.

A l'occasion de notre thèse inaugurale, nous sommes heureux d'adresser publiquement à tous nos maîtres de la Faculté et des hôpitaux nos plus vifs remerciements pour l'enseignement qu'ils nous ont donné. Quelques-uns d'entre eux se sont plus particulièrement intéressés à nous durant le cours de nos études. MM. les professeurs Grasset et Granel nous ont donné maintes fois des preuves de leur sollicitude et de leur dévouement ; c'est à eux que vont surtout nos sentiments de vive et durable reconnaissance. Les fonctions d'aide-préparateur que nous avons remplies pendant un an auprès de M. le professeur agrégé Galavielle nous l'ont fait estimer et nous ont valu une amitié dont nous sommes fier. Nous remercions vivement notre maître, M. le professeur agrégé Ardin-Delteil, qui nous a inspiré ce travail. Les conférences d'internat pendant lesquelles il nous donna l'appui de ses conseils éclairés et nous apprit à apprendre la pathologie, laisseront en nous un souvenir ineffaçable.

Montpellier, le 10 mai 1905.

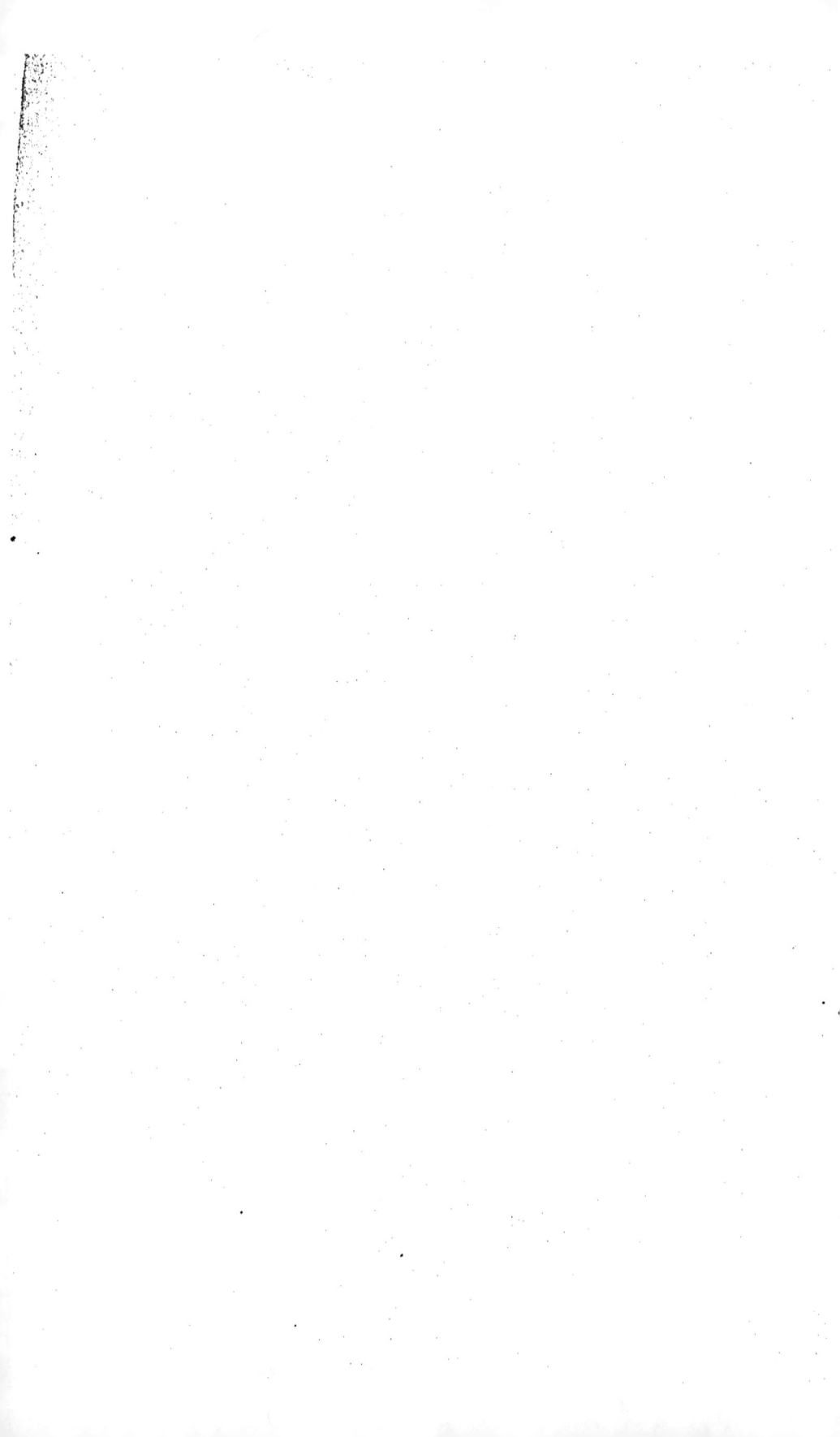

LES

HÉMORRAGIES MÉNINGÉES

A FORME MÉNINGITIQUE

INTRODUCTION

Depuis que la pratique de la ponction lombaire a acquis droit de cité en clinique, où elle est devenue presque journalière, on a pu se rendre compte de la fréquence des épanchements hémorragiques dans le liquide céphalo-rachidien. Ces épanchements ont pu être rattachés à des causes diverses, septiques ou non, à des traumatismes, à des affections chroniques préexistantes. Le lieu où le raptus sanguin a pris naissance a pu être aussi précisé. Mais on a pu s'apercevoir que des cas cliniques qui, sans ponction lombaire, eussent passé pour des méningites, se dévoilaient, à la suite de cette même ponction, comme des hémorragies méningées sous-arachnoïdiennes.

Voilà comment est née la catégorie clinique d'*hémorragies sous-arachnoïdiennes à syndrome méningitique* que nous voulons étudier ici. Les cas dont elle est constituée ne sont pas

connus depuis bien longtemps. En effet, la première observation se rapportant à notre sujet date de 1901 : elle est due
à Macaigne, qui la publie sous le titre d'« hémorragie méningée simulant la méningite cérébro-spinale ». Plus tard,
Widal, puis Chauffard et Froin, examinant d'une façon sys-
tématique le liquide céphalo-rachidien dans toutes les affections du névraxe et de ses enveloppes, ont trouvé des cas
semblables que nous reproduisons dans notre thèse.

Tous les auteurs qui se sont adonnés à l'étude physiologi-
que et pathologique du liquide intra-rachidien ont contribué
incidemment à faire connaître la question. Il nous suffit de
citer les noms de Widal, Sicard, Ravaut, Tuffier et Milian, etc.
Enfin, comme étude d'ensemble, nous possédons la thèse
que Froin vient de consacrer aux *hémorragies sous-arachnoïdiennes et au mécanisme de l'hémolyse en général*. Cet auteur
passe en revue toutes les hémorragies du névraxe : hémorragies cérébro-méningées, sous-arachnoïdiennes proprement
dites, et hémorragies à la fois sous-dure-mériennes et sous-
arachnoïdiennes, puis il étudie la succession des phénomènes
hématolytiques dans le liquide céphalo-rachidien, et d'une
façon générale dans tous les exsudats de l'organisme.

Nous étudions ici les hémorragies sous-arachnoïdiennes
dans les formes qui semblent se confondre cliniquement avec
les méningites cérébro-spinales (celles-ci étant prises dans
un esns aussi large que possible et comprenant toutes les
inflammations des méninges cérébro-spinales, de quelque
nature qu'elles soient). En d'autres termes, nous essayons
de différencier ces deux ordres de processus morbides, l'un
purement mécanique, d'une durée aussi courte que le permet
le travail de résorption sanguine, l'autre avant tout inflammatoire et d'une gravité beaucoup plus grande. On verra
que si, dans des cas extrèmement rares, le diagnostic peut
ètre établi par l'allure un peu particulière des signes clini-

ques (et encore ce sera plutôt une présomption qu'une certitude absolue), presque toujours c'est par la ponction lombaire, avec toutes les recherches qui en dérivent, que nous pourrons affirmer, d'une façon exacte, la nature de la maladie. La question traitée dans notre thèse est un peu ardue et rendue difficile par la rareté des observations nettement caractéristiques : aussi réclamons-nous de nos maîtres la plus grande bienveillance.

Observation de Chauffard et Froin

(*Société médicale des hôpitaux*, 23 octobre 1903).

B..., couturière, âgée de 22 ans, entre à l'hôpital Cochin le 28 juin 1903.

Antécédents familiaux. — Père bien portant ; mère atteinte de néphrite avec albuminurie. Trois sœurs en bonne santé.

Antécédents personnels. — Scarlatine non compliquée à 8 ans. A 20 ans, fièvre typhoïde d'une durée de trois mois avec accidents pulmonaires ayant fait penser à la tuberculose. Tempérament nerveux, irritable, mais pas de stigmate hystérique.

Le 27 juin, la malade, se trouvant au moment d'une période menstruelle et souffrant depuis cinq ou six jours d'une fatigue générale avec céphalée légère, est prise brusquement, une heure après le repas du soir, au moment où elle venait de se coucher, d'une céphalalgie violente avec vomissements alimentaires. Dans la nuit cette céphalalgie augmente, elle empêche le sommeil et arrache des cris.

Dès le lendemain, 28 juin, l'état douloureux restant aussi intense, on transporte la malade à l'hôpital. A son arrivée, nous la trouvons parfaitement consciente et elle peut répon-dre à nos questions. Ses traits sont un peu contracturés ; les pommettes sont colorées et la tête légèrement renversée en arrière. Le mal de tête est atroce, surtout marqué au niveau des deux régions temporales, avec un point très douloureux vers le milieu de la suture fronto-pariétale droite ; c'est une douleur gravative, avec élancements extrêmement douloureux, qu'on exagère quand on lui renverse la tête ou quand on l'asseoit. Dans les moments de calme, elle est somnolente.

Il existe une raideur généralisée et la palpation des masses musculaires du cou est extrêmement douloureuse. On constate le signe de Kernig dans toute son intensité.

Nous trouvons une force musculaire assez notable du côté droit, tandis que les membres du côté gauche sont fortement parésiés. De ce côté, la malade ne peut fléchir la jambe sur la cuisse et l'avant-bras sur le bras qu'en les traînant sur le lit ; elle ne peut pas ensuite les ramener à l'extension. Les extrémités distales, pied et jambe, main et avant-bras, sont paralysées ; les muscles de la cuisse et du bras sont seulement parésiés. Nous ne pouvons pas déceler de paralysie faciale ; il n'y a pas de déviation de la langue.

Il existe une exagération légère des réflexes rotuliens. Le signe de Babinski se fait en extension des deux côtés, surtout à gauche. Il n'y a pas de troubles de la sensibilité.

Du côté des yeux, il n'y a pas de strabisme ni de ptosis. On constate seulement un léger myosis, avec pupilles égales et réflexes pupillaires normaux.

Nous provoquons une apparition rapide de la raie vaso-motrice ; elle est très prononcée et dure quelques instants. Pouls : 80. Respiration régulière : 24. Température : 38°7.

Rien au cœur ni aux poumons. Langue saburrale et un peu sèche. Les vomissements ne se sont pas reproduits depuis la veille.

Le diagnostic est hésitant, mais une ponction lombaire donne issue à un liquide céphalo-rachidien hémorragique, dont les caractères permettent d'affirmer le diagnostic d'hémorragie méningée. La ponction atténue un peu les douleurs de la malade.

Le 29 juin, la céphalée persiste et des élancements aussi douloureux sont provoqués par les moindres mouvements. Les traits du visage restent contracturés. Le pouls est régulier, mais nous constatons nettement qu'il s'accélère beaucoup au moment des crises douloureuses. La rachialgie et le signe de Kernig sont toujours extrèmement prononcés.

Les urines ne contiennent ni albumine, ni sucre. Température : 38°. Pouls : 100.

Le 30, la céphalée diminue et les élancements douloureux s'espacent. Pouls : 108. Température : 37°.

Le 4 juillet, il existe un peu de céphalée, mais la douleur, réveillée par les mouvements du cou et du rachis, a beaucoup diminué. Le signe de Kernig existe encore un peu à gauche, mais beaucoup moins marqué que les autres jours. Température : 37°0 le matin et 37°4 le soir.

Le 6, la céphalée a disparu et on ne trouve plus le signe de Kernig. Les douleurs rachidiennes se sont très atténuées. Température : 37°. Pouls : 92.

Le 7, la malade signale un peu de douleur dans la région de l'occipital. Les mouvements de la tête ne sont pénibles que dans l'extension et la flexion forcées. Température : 37°. Pouls : 90.

Le 12, l'amélioration persiste et les douleurs ont disparu. On constate des deux côtés une exagération notable des réflexes rotuliens et achilléens, et une amorce de trépidation épileptoïde. Signe de Babinski en extension des deux côtés, surtout à gauche. Pas de troubles de la sensibilité, mais la malade ne peut se lever sans aide. Dans la station debout, elle repose surtout sur le pied droit; et, si on la fait marcher, elle steppe et fauche légèrement du membre inférieur gauche. Elle ne peut, en outre, accomplir le moindre effort avec la main gauche. La force musculaire du membre supérieur gauche est moins prononcée que celle du membre droit. Température entre 37 et 38°. Pouls : 90.

Le 23, après un retour graduel des forces, la malade peut se lever seule et marcher, mais le pied gauche traîne un peu sur le sol. Il existe toujours une exagération très notable des réflexes rotuliens, avec trépidation épileptoïde plus marquée à gauche. Le signe de Babinski se produit constamment en extension à gauche et à droite. Grande diminution de la force musculaire du côté parésié.

Les jours suivants, la parésie diminue, la marche devient facile et la malade quitte l'hôpital le 30 juillet.

Le 8 août, la malade vient consulter pour un coup de pied reçu dans la région dorsale. Il y a de l'hyperesthésie le long de la colonne vertébrale. Le liquide céphalo-rachidien retiré par ponction est clair.

La force musculaire est à peu près égale des deux côtés. Pas de troubles de la marche, mais les réflexes rotuliens sont exagérés et il y a de la trépidation épileptoïde; ces phénomènes sont toujours plus marqués du côté gauche.

On a pratiqué chez cette malade six ponctions lombaires, le 28 juin au 2e jour, le 29 juin au 3e jour, le 6 juillet au 10e jour, le 13 juillet au 17e jour, le 29 juillet au 33e jour et le 8 août au 43e jour de la maladie.

Le 2e jour, on retire 15 cc. dont l'issue se fait en jet continu dans trois tubes. Le liquide, d'une coloration rosée, uniforme dans les trois tubes, montre, après centrifugation, un culot hématique peu volumineux et au-dessus un liquide jaune. Pas de coagulum ni filaments de fibrine.

Il y a 20.333 globules rouges par millimètre cube de liquide.

...es colorations sur lame montrent des globules rouges assez bien colorés et des éléments blancs, dont la proportion est plus marquée que dans le sang normal et dont le pourcentage est le suivant :

Polynucléaires. 50
Lymphocytes 25
Grands éléments uninucléés. . . 25

On ne voit pas d'hématomacrophage net.

Le 3ᵉ jour, il y avait dans le sang 5.600 leucocytes et l'équilibre était :

Polynucléaires 66,66
Mononucléaires 32,57
Eosinophiles 0,74

Dans le liquide céphalo-rachidien, le pourcentage des éléments blancs montrait :

Polynucléaires. 50
Lymphocytes 37
Grands éléments uninucléés. . . 13

Le 10ᵉ jour, 15 cc. s'écoulent en gouttes rapides, de coloration jaune très marquée et uniforme dans trois tubes. On compte 107 globules rouges et 40 globules blancs par millimètre cube de liquide céphalo-rachidien. L'étude cytologique montre des globules rouges mal colorés, des lymphocytes très abondants et de grands éléments uninucléés assez nombreux. Le KI, ingéré depuis huit jours à la dose de 4 grammes, n'est pas trouvé dans le liquide céphalorachidien. L'albumine est en quantité plus abondante qu'à la première ponction.

Le 17ᵉ jour, on donne issue à 15 cc. ; le liquide s'écoule

en gouttes lentes et moins jaunes qu'aux ponctions précédentes. On compte six globules rouges et neuf globules blancs dans 1 millimètre cube de ce liquide. L'étude cytologique montre une lymphocytose abondante avec des grands éléments uninucléés très rares. L'albumine a augmenté d'une façon notable.

Le 33° jour, 15 cc. s'écoulent en gouttes lentes et présentent une coloration très légèrement jaunâtre. L'étude cytologique montre de nombreux globules rouges fortement colorés par l'éosine et des éléments blancs dont le pourcentage est le suivant :

Lymphocytes............... 81,48
Polynucléaires............ 3.70
Grands éléments uninucléés. 10,18
Hématomacrophages........ 2,95

La quantité d'albumine diminue.

Le 43° jour, on retire 15 cc. d'un liquide absolument limpide, qui s'écoule en gouttes lentes. Il ne contient pas de globules rouges et présente seulement, après centrifugation et coloration du dépôt, une lymphocytose moyenne. L'albumine a encore diminué d'une façon notable.

OBSERVATION

recueillie par Mlle VOLCK dans le service du docteur MAGAUSE

Il s'agit d'un homme de 47 ans, faisant journellement le travail qui consiste à ramasser les ordures sur la voie publique. Sa santé habituelle est excellente.

Le 9 juillet 1901, à 9 heures du matin, un accident arrive à la voiture sur laquelle se trouve notre malade, et la secousse le fait tomber sur les pieds. Évanoui, il est transporté chez un pharmacien, chez qui il reprend connaissance au bout d'un quart d'heure, et il se remet au travail sans trop se ressentir de sa chute.

Le lendemain, il fait son travail comme d'habitude, mais un peu mal en train.

Le 21 au matin, il se sent tout d'un coup mal à l'aise, sa tête lui fait atrocement mal, il se sent tout raidi, ne pouvant faire un mouvement. Les phénomènes se succèdent rapidement, le malade charge son frère de le faire porter à l'hôpital et il perd connaissance. On l'amène à l'hôpital le matin même du 21. L'examen immédiat montre un malade gémissant constamment, paraissant surtout souffrir de la tête, de la nuque et du dos : le moindre mouvement fait redoubler ses cris.

Il existe une raideur et même une véritable contracture des muscles de la nuque et du cou qui attirent la tête en arrière et l'immobilisent dans cette position. Les muscles du dos sont également contracturés : lorsqu'on cherche à soulever la tête du malade au-dessus du plan du lit, on soulève en même temps tout le tronc. On trouve en outre de la contracture des membres, en particulier des membres inférieurs On constate le signe de Kernig qui est bien net. Pouls 84, ralenti par rapport à la température qui est à 39°.

Le malade est très abattu, son intelligence paresseuse; il ne répond aux questions qu'avec une extrême difficulté, et parfois ses réponses semblent indiquer un subdélire. Réflexes tendineux exagérés. Conjonctives congestionnées. Pas de vomissements. Constipation.

Rien du côté des autres appareils. Pas d'albumine.

Traitement : balnéation à 37° toutes les trois heures.

Le 22, déjà la raideur de la nuque a beaucoup diminué; la céphalée est encore très intense, le malade est un peu moins abattu.

Le 23, la situation continue à s'améliorer, la raideur de la nuque n'existe presque plus, la céphalée est moins intense, le malade commence à se lever tout seul pour prendre ses bains.

Le 24, il reprend la notion exacte de tout ce qui l'entoure. C'est alors qu'il se rappelle ce qui s'est passé avant son entrée à l'hôpital, et qu'il nous en fait le récit.

Le 25, la céphalée a disparu complètement, le malade demande à manger.

Le 26, les bains sont suspendus. L'état du malade est redevenu normal. Le signe de Kernig persiste cependant encore à un degré très accentué ; le malade s'en plaint lui-même : « Il n'y a plus que mes genoux qui ne veulent pas s'étendre », dit-il.

Du 26 au 31, le signe de Kernig continue encore en s'atténuant peu à peu. Le malade quitte l'hôpital le 2 août, complètement guéri.

Quant à la température, qui était à 39° le matin de son entrée à l'hôpital, elle descendit le lendemain à 38°, et le surlendemain à 37°, restant normale jusqu'à la fin.

Une première ponction lombaire faite par M. Laubry (interne des hôpitaux), le jour même de l'entrée du malade, donna issue à 30 cc. 3 d'un liquide jaune, de consistance légèrement sirupeuse, strié de sang, laissant apparaître au bout d'un certain temps un dépôt sanguin et un coagulum fibrineux, apparaissant sous forme d'un léger voile.

Examen spectroscopique : On constate les deux raies de l'hémoglobine, l'absorption de la partie droite du spectre.

Examen chimique : Albumine en quantité plus considérable que normalement. Pas de sucre.

Examen cytologique sans centrifugation : Abondance des

éléments dans les proportions suivantes : 77 % de polynucléaires, le reste en mononucléaires (presque la composition
normale du sang).

Examen bactériologique : Aucune forme microbienne.
Culture négative.

Une deuxième ponction lombaire faite le 1er août, la veille
du départ du malade, fournit un liquide clair, légèrement
albumineux, ne donnant aucun dépôt par centrifugation.

Rien à l'examen microscopique.

Rien dans les cultures après ensemencements dans plusieurs milieux.

OBSERVATION

du docteur H LAMY

Lac..., Léonce, 15 ans et demi, apprenti mécanicien,
entre le 6 août 1903, salle Rayer, n° 11, à l'hôpital Tenon.
Il avait été apporté sur un brancard à 11 heures du soir, la
veille, et placé d'abord dans un service de chirurgie. Les
personnes qui l'accompagnent racontent qu'il est tombé du
toit d'un marché dans la journée; on l'a vu suspendu au
bord du toit par les mains pendant quelques instants, puis
il est venu s'abattre sur le sol d'une hauteur de trois à
quatre mètres environ: la chute a eu lieu sur le dos. Conduit
chez un pharmacien, il est resté évanoui pendant une heure
environ, puis est revenu à lui et a vomi des aliments. Ces
renseignements sont donnés d'une façon assez vague; plus
tard, on apprit par sa mère qu'il avait une santé parfaite
auparavant, et que tous ces accidents dataient effectivement
de sa chute.

Le lendemain matin, l'enfant ayant été examiné en

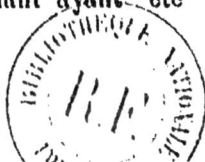

2

chirurgie, et n'ayant présenté aucun signe de fracture du crâne ou de la colonne vertébrale, est passé en médecine avec le diagnostic d'accidents méningés.

6 août. — Examen à la visite du matin : enfant maigre et peu développé; ne présente nulle part trace d'ecchymose ou de plaie. Il est couché en chien de fusil, et reste somnolent dans cette attitude. Si on le touche ou si on le dérange, il se met à crier. On n'obtient pas de réponse nette; il ne peut dire où il souffre.

Ventre rétracté en bateau. Pouls à 48, vibrant sans irrégularité Respiration lente et régulière.

Contracture de la nuque; la tête est renversée en arrière. On relève l'enfant tout d'une pièce en lui soulevant la tête.

Contracture des membres inférieurs. Signe de Kernig des plus nets.

Réflexes cutanés très marqués. Réflexes patellaires normaux. Pas d'anomalies pupillaires. Pas de troubles de la sensibilité. Le soir même température : 40°.

7. Nuit très agitée; cris aigus intermittents. Même état qu'hier d'une façon générale. Pouls : 52, régulier. Température : 39° le matin, 38°5 le soir. L'enfant s'alimente un peu avec du lait. Constipation, pas de vomissements.

En présence de ces signes et surtout de la fièvre, nous croyons à une méningite cérébro-spinale spontanée, et nous restons sceptiques au sujet du traumatisme sur lequel les parents ne nous ont renseigné d'une façon précise que plus tard. Aussi le traitement suivant est-il institué: bains chauds (trois par jour), calomel, lavements.

Le matin même la ponction lombaire est pratiquée par M. Bonvoisin : le liquide sort en jet avec une pression forte. Il est *uniformément teinté de sang depuis le début jusqu'à la fin de l'écoulement*. Le liquide recueilli dans deux tubes ne se coagule pas; il est ensuite centrifugé. Celui qui surnage le culot est limpide et clair. L'examen microscopique montre des globules rouges bien conservés et quelques rares poly-nucléaires.

8. Même état; mais l'enfant répond mieux aux questions. Il se plaint surtout de la tête. Température : matin 38°5, soir 38°. Pouls toujours lent et régulier.

9. Amélioration notable. L'enfant répond maintenant très bien ; il souffre encore un peu de la tête. La contracture de la nuque a presque complètement disparu. Le signe de Kernig existe encore, mais très atténué. Le pouls est un peu plus rapide ; la température continue à baisser (matin 37°8, soir 37°6).

10. L'amélioration continue ; l'enfant est presque revenu à son état normal. Pouls et température normaux. Plus de contracture ; on cesse les bains chauds. L'enfant ne se rap-pelle ni sa chute, ni son arrivée à l'hôpital.

Du 11 au 16. Aucun nouveau symptôme, sauf un vomis-sement survenu le 13 au matin. L'enfant se lève, mange, dort comme s'il n'avait jamais été malade.

Les parents l'emmènent le 16 sans nous prévenir. Il n'a pas été fait de nouvelle ponction lombaire.

OBSERVATION DE ACHARD ET LOUIS RAMOND

Société de Neurologie, novembre 1904.

B... Gabrielle, âgée de 38 ans, entrée le 3 août 1904, à l'hôpital Tenon, salle Magendie, n° 4.

La malade est dans un demi-coma et hors d'état de répon-dre. On apprend, des personnes de l'entourage, qu'elle a été frappée, la veille à 10 heures du soir, au moment de se mettre au lit, d'une attaque; elle poussa un cri, tomba à terre en grinçant des dents et en écumant, puis fut prise de convulsions que les personnes de sa famille comparent à celles de l'épilepsie. A ces convulsions succéda le coma. Une deuxième attaque convulsive survint. Puis, à 4 heures du matin, on l'apporta à l'hôpital. Elle était, paraît-il, buveuse.

On ne sait rien d'autre sur ses antécédents.

La malade est couchée sur le côté, en chien de fusil. Ses paupières sont closes; elle crie quand on veut les ouvrir et semble craindre la lumière. Lorsqu'on veut la déplacer, elle prononce quelques mots peu intelligibles; lorsqu'on lui demande de faire certains mouvements, elle paraît avoir quelque difficulté à comprendre, mais elle les exécute; elle ne répond pas aux questions. Il n'y a pas de paralysie des membres ni de la face. La sensibilité est conservée, un peu diminuée seulement, semble-t-il, du côté droit.

Les réflexes tendineux rotuliens sont conservés. Le réflexe des orteils de Babinski n'existe ni d'un côté ni de l'autre.

Le signe de Kernig est manifeste. La nuque est contracturée; il y a aussi de la contracture des muscles fléchisseurs de la jambe sur la cuisse.

Les pupilles sont égales et réagissent bien à la lumière.

La langue est sèche, saburrale. Le ventre est un peu ballonné, mais ne paraît pas douloureux. Il y a eu deux vomissements dans la matinée.

La malade perd constamment ses matières qui sont liquides et noirâtres.

Rien au cœur. Pouls régulier. Température rectale, 38°6.

La respiration est calme et tranquille. On perçoit aux deux bases quelques râles sous-crépitants. Le foie paraît normal.

Un peu d'urine est recueillie par la sonde; elle renferme un peu d'albumine et pas de sucre.

Pas d'éruption sur le corps, ni de cicatrices susceptibles de faire suspecter la syphilis.

On tente de faire une ponction lombaire ; mais, la malade se débattant violemment, l'aiguille se brise avant d'avoir pénétré dans le canal vertébral.

A 1 heure de l'après midi, survient une crise d'épilepsie jacksonienne, débutant par la jambe gauche pour gagner ensuite le bras et la face, et même se propager légèrement au côté opposé. La langue est fortement mordue. L'attaque dure trois ou quatre minutes et se termine par le coma.

Le 9 août, il ne s'est pas produit de nouvelle crise. Température : 39°3. L'attitude en chien de fusil, la raideur de la nuque, le signe de Kernig, persistent. La torpeur paraît un peu moindre.

Le 10 août, même état ; mais la température est moins élevée (38°2).

Le 11, dans la matinée, même état. A 1 heure de l'après-midi, survient brusquement une nouvelle attaque épileptiforme, limitée cette fois au côté droit, débutant par la jambe. Après l'attaque il y a une hémiplégie droite complète avec hémianesthésie. Puis les attaques se succèdent toute la journée à cinq ou dix minutes d'intervalle.

Le 12, on a compté, en vingt heures, cent-quarante attaques subintrantes. L'hémiplégie droite est toujours complète. Le coma est plus profond. Température : 37°6.

Le 13, les attaques sont moins violentes et moins fréquentes ; l'hémiplégie droite est toujours complète. Le coma est de plus en plus profond. La température s'élève (38°8). La région sacrée est rouge et commence à s'escharifier.

On fait une ponction lombaire ; le liquide s'écoule en jet, il est jaune ambré ; il renferme de nombreux globules rouges, quelques rares polynucléaires, de grands mononucléaires et surtout des lymphocytes.

Le coma persiste. La température monte à 40°9, et la malade meurt à 9 heures du soir.

AUTOPSIE. — Le cerveau seul a pu être examiné. Le liquide céphalo-rachidien qui s'en écoule est rosé. Sur l'hémisphère gauche les circonvolutions de la convexité, surtout en avant, sont recouvertes de caillots. Les méninges ne sont pas épaissies et ne présentent nulle part de granulations tuberculeuses.

Sur une coupe horizontale, on trouve un foyer d'hémorragie du volume d'une grosse noix occupant la partie antérieure du lobe frontal et rompu sous les méninges à la pointe de l'hémisphère.

L'hémisphère droit ne présente pas de lésions.

Les artères de la base ne présentent pas non plus d'altération.

OBSERVATION DE MOIZARD ET BACALOGLU
(Résumée)

Bull. de la Soc. anat., 1900, pag. 969

M... Adolphe, 7 ans, entré à l'hôpital des Enfants-malades, le 31 octobre 1900.

Antécédents héréditaires. — Rien de particulier.

Antécédents personnels. — Hémophilie. Rougeole il y a 2 mois. Pleurésie il y a 3 semaines. Quelques jours après la guérison de cette pleurésie qui dura 5 jours, l'enfant a des vomissements sans efforts; vomissements alimentaires, puis bilieux. Le lendemain céphalalgie violente Constipation.

1er novembre — Abattement. Attitude en chien de fusil. Céphalée. Ventre en bateau, raie méningitique. Raideur généralisée, signe de Kernig. Pupilles inégales, ne réagissant pas à la lumière.

Pouls lent (60), irrégulier. Temp.: 38°4 le 31 octobre au soir ; 37°7 et 38°4 le 1er novembre.

Mort le lendemain au milieu de convulsions.
Pas de ponction lombaire.

Autopsie. — Cerveau recouvert d'une nappe sanguine,
prédominante surtout au niveau de l'hémisphère gauche.
Liquide céphalo-rachidien coloré en rouge.

Dans ce cas, comme dans le précédent, observé par
Achard et Ramond, la ponction lombaire n'a pas été pratiquée, mais l'autopsie démontre d'une façon certaine l'existence d'hémorragie sous-arachnoïdienne sans inflammation.
— Ces deux cas diffèrent des précédents par leur terminai-
son : la mort est due sans doute à l'importance de l'hémorragie avec atteinte du tissu noble, l'abondance du raptus
sanguin étant commandée chez le malade de Moizard par
l'hémophilisme déjà plusieurs fois constaté antérieurement.

SYMPTOMATOLOGIE

Faire la symptomatologie des hémorragies sous-arachnoïdiennes à forme méningitique serait répéter tout ce qui a été écrit dans les traités sur les signes des méningites cérébro-spinales. Aussi ne nous attarderons-nous pas à en décrire dans tous ses détails le tableau clinique, nous bornant à noter les faits qui nous ont paru, d'après les observations, intéressants à signaler.

Le début varie suivant que l'hémorragie s'est produite ou non à la suite d'un traumatisme. Dans le premier cas, il y a au moment de l'accident un shock qui plonge la victime dans un évanouissement complet. Cette perte de connaissance se prolonge un certain temps et le syndrome méningitique apparaît avant qu'elle se soit dissipée. D'autres fois, lorsque le traumatisme n'a pas été très violent, comme c'est le cas pour le malade de Macaigne, l'évanouissement est de courte durée et il semble qu'il y ait entre le moment de la chute et l'explosion des accidents méningés une période d'incubation pendant laquelle le malade n'éprouve qu'une lassitude indéfinie. Dans le cas où l'hémorragie n'est pas due à un traumatisme, les accidents surviennent assez brusquement, quoiqu'ils soient précédés de quelques jours de fatigue générale. En effet, le malade est pris d'une céphalée intense, avec douleurs lombaires, accompagnée de vomissements.

Une fois le mal déclaré, le syndrome méningitique se montre plus ou moins au complet. La constipation, le ventre en bateau, peuvent manquer, mais la céphalée et les vomissements alimentaires ne font jamais défaut. Outre la triade symptomatique, il existe un signe d'une grande valeur, puisqu'on le retrouve dans toutes les observations : c'est le signe de Kernig. Il est remarquable par son intensité, remarquable aussi par sa ténacité, sa lenteur à disparaître : il se prolonge quelquefois au delà de la guérison. Le malade de Macaigne se trouve très bien, se lève, mange et dort comme à l'état normal, mais ce qui le tracasse, c'est que ses « genoux ne veulent pas s'étendre ». La contracture de la nuque se rencontre presque partout : elle force le malade à tenir la tête renversée en arrière dans l'extension complète, et si l'on essaie de la soulever, on entraîne tout d'un bloc le tronc entier. Cette contracture, qui augmente la douleur, peut s'étendre à tous les muscles dorso lombaires, de façon à immobiliser le rachis. Elle est généralement précoce, ce qui est une caractéristique des réactions des enveloppes cérébro-spinales. « Elle est réellement due à la présence du sang sur la surface méningée, et c'est au moment où la destruction des hématies est dans son activité maxima, avec hyperpression du liquide céphalo-rachidien qu'elle est surtout prononcée. » (Froin) Les troubles pupillaires n'ont pas été signalés.

A ces signes qui sont propres aux maladies des enveloppes cérébro-spinales, viennent s'en ajouter d'autres qui dépendent soit de la compression exercée par des caillots fibrineux sur le tissu noble, soit de légères hémorragies corticales qui ont accompagné l'hémorragie pie-mérienne. Ce sont : de l'exagération des réflexes tendineux, de la trépidation épileptoïde, le signe de Babinski en extension, et surtout l'hémiparésie à droite ou à gauche. Ces cas semblent s'écarter un peu de ceux que nous étudions par le siège de leurs lésions anatomiques et leur moindre bénignité ; mais, comme le fait dominant est l'hémorragie sous-arachnoï·dienne, et comme leur évolution se rapproche notablement de celle-ci, nous les avons fait rentrer, quoique les considérant comme des cas limites, dans le cadre de notre variété clinique.

Comme symptômes généraux, on note de la torpeur qui est en rapport avec l'abondance de l'hémorragie et qui met plusieurs jours à se dissiper. La température est au début entre 38°5 et 39°, mais elle descend assez vite et n'est plus, au troisième ou quatrième jour, qu'à 37° ou 37°5.

Cette hyperthermie est une hyperthermie hématolytique, c'est-à-dire qu'elle correspond à la résorption de l'hématome sous-arachnoïdien. Comme dans nos cas, l'hémorragie n'est jamais abondante, l'hématolyse est très active et de courte durée, la fièvre ne dure pas longtemps ; elle tombe dès que le processus de destruction sanguine est à son déclin et finit par disparaître.

Le pouls n'est pas sensiblement augmenté : il ne dépasse jamais 100.

SIGNES BIOPSIQUES. — Les signes biopsiques nous sont fournis par l'étude du liquide céphalo-rachidien.

Pression. — Celui-ci, prélevé par la ponction lombaire, s'écoule avec une force qui est variable avec le moment de l'opération. Au début de la maladie, le liquide sort en giclant, sous une pression par conséquent supérieure à la normale ; dans les ponctions suivantes, le jet est remplacé par des gouttes d'abord rapides, puis lentes. Il semble que le liquide intra-rachidien passe par une phase d'hyperpression maxima, correspondant avec le stade le plus actif de l'hématolyse. Ce fait s'explique, en outre, de l'irruption sanguine toute mécanique par l'arrivée dans une cavité close et peu extensible, de nombreux éléments actifs destinés à la destruction des hématies.

Densité. — La densité se trouve fatalement augmentée pour les mêmes raisons, le sang ayant un poids spécifique supérieur à celui du liquide céphalo-rachidien.

Coagulum — Dans les hémorragies sous-arachnoïdiennes pures, sans participation d'un processus inflammatoire, l'absence de coagulum est la règle. C'est là, d'ailleurs, un signe commun à toutes les hémorragies intra-rachidiennes sans inflammation, ainsi que l'ont montré Tuffier et Milian (*Presse méd.*, 5 mars 1902). Le sang ne se coagule pas dans les tubes, cette coagulation ayant déjà eu lieu dans les espaces méningés. Le liquide contient du fibrinogène, mais il est privé du fibrin-ferment; or, on sait que la réunion de ces deux éléments est nécessaire à la coagulation. « Les globules rouges, brassés dans le liquide céphalo-rachidien, se trouvent dans un état analogue à celui du sang recueilli dans les divers sérums artificiels. Il en résulte qu'ils se déposent au fond du tube sous l'action de la pesanteur, mais ne forment pas de caillot, ainsi qu'on peut s'en rendre compte en agitant le liquide, et en lui redonnant sa couleur rouge homogène primitive. » (Tuffier et Milian). Nous verrons, à propos du diagnostic, quelles conséquences nous pouvons tirer de ce fait.

Coloration. — La couleur varie suivant les cas; elle est sous la dépendance de deux facteurs : l'abondance de l'hémorragie et le degré du processus hématolytique. Le liquide présentera une teinte rose ou rouge plus ou moins intense, en rapport avec le premier facteur; ou bien une coloration jaune (xanthochromie due au second). L'étude des rapports de la xanthochromie avec l'hématolyse a été faite par Froin (Thèse de Paris, 1904). Cet auteur a montré qu'il existe toute une gamme chromatique du rose ou du jaune clair au jaune brunâtre ou verdâtre, dont les tons correspondent à des degrés plus ou moins avancés dans la transformation et la destruction pigmentaire de l'hémoglobine. En somme, dans les observations publiées ici, voilà ce qui se passe. La première ponction donne, en général, un liquide rouge ou plus souvent rosé. Dans les ponctions suivantes, on trouve une teinte jaune due pour quelques auteurs à un pigment normal du sérum sanguin, la lutéine (Hénocque), pour d'autres (Bard, Milian) à des pigments biliaires dérivés de l'hémoglobine sous l'influence de l'hématolyse (la réaction de Gmelin est positive). Cette teinte jaune va en augmentant d'intensité pour décroître bientôt, de sorte qu'au bout d'un certain temps elle disparaît en même temps que les signes cliniques, et le liquide reprend sa limpidité, sa clarté normales.

Examen du culot. — Hématologie. — Formule leucocytaire. — Le volume du culot obtenu après centrifugation du liquide est naturellement proportionné à l'abondance de l'hémorragie. Cette règle n'est pas absolue, car un grand nombre de globules peuvent être retenus par des caillots intra-rachidiens. Si l'aiguille pénètre dans un de ces caillots, on ramènera un liquide très riche en éléments figurés; le contraire aura lieu si l'aiguille a été poussée en dehors des caillots. Ajoutons toutefois que de pareils cas sont rares, étant donné le degré de dilution du sang dans le liquide céphalo-rachidien. L'hématimétrie, la numération des globules rouges, suivant les indications de Milian (*Gazette hebd.*

de méd. et chir., 7 août 1902) donne de meilleurs renseignements sur l'importance de l'hémorragie.

Dans les premières ponctions, le culot se montre constitué en grande partie par des hématies peu ou pas déformées ; mais, avec le travail hématolytique, celles-ci perdent leurs propriétés morphologiques et chromatiques. C'est alors qu'on observe les figures de globulolyse que Froin a classées en trois catégories : 1° globules déformés (épineux, sphériques et opaques) ; 2° globules décolorés (achromatocytes de Hayem et ombres de globules d'Ehrlich) ; 3° globules dissociés (hématolytes, « véritable poussière globulaire »).

On trouve dans le culot toutes les variétés de globules blancs ; lymphocytes, polynucléaires neutrophiles, éléments uninucléés, éosinophiles. « Très rapidement après le raptus sanguin, ils y sont, comparativement aux globules rouges, à peu près dans le même rapport ou un rapport légèrement plus élevé que dans le sang normal. A mesure que les globules rouges sont résorbés ou détruits, le nombre des éléments blancs s'abaisse considérablement, mais non parallèlement à celui des hématies » (Froin).

La formule leucocytaire, c'est-à-dire la formule qui exprime le rapport des variétés leucocytaires entre elles, varie avec le moment du processus hématolytique. Widal a montré qu'on constate « la formule négative d'abord, polynucléaire ensuite et lymphocytique enfin ». Froin, de son côté, a pu établir que ces divers éléments existent en même temps dans le liquide céphalo-rachidien, mais en proportions différentes. Ce sont d'abord les lymphocytes qui dominent, puis, au stade d'hématolyse maxima, ce sont les polynucléaires neutrophiles et les éléments uninucléés. Enfin, quand l'hématolyse se calme, les lymphocytes reprennent le dessus.

On doit remarquer que cette prédominance du nombre

des lymphocytes ne constitue pas, à proprement parler, une lymphocytose. En effet, il ne se passe pas ici un travail actif, un appel de lymphocytes nouveaux, mais ceux-ci, au lieu de disparaître avec les autres éléments blancs, « demeurent tant que restent des hématies ; c'est le dernier vestige d'un travail en extinction ». D'ailleurs, cette pseudo-lymphocytose n'est jamais abondante et souvent moins marquée qu'au moment de l'hématolyse maxima.

Quant aux éosinophiles, on les aperçoit surtout à la fin du processus morbide ; ils n'existent en quantité notable que dans les épanchements sanguins abondants. Un fait remarquable à signaler, c'est que leur apparition coïncide toujours avec un ralentissement dans les phénomènes hématolytiques.

Outre les éléments ci-dessus énumérés, on rencontre encore de volumineuses cellules rondes, ovalaires ou polyédriques, munies d'un noyau ovale, riche en nucléoles, qui ont été bien décrites par MM. Sabrazès et Muratet (*Société linnéenne de Bordeaux*, 24 juin 1903; *Société de biologie*, 4 juillet 1904), sous le nom d'*hématomacrophages*. Ce sont des cellules endothéliales détachées du revêtement intérieur de la séreuse et qui, à l'état isolé, prennent une grande part dans le travail de destruction hématique. On les voit en effet englober les globules rouges au point d'en être parfois « littéralement bourrées ». C'est surtout au début de l'hématolyse qu'elles manifestent leur activité et qu'elles se trouvent par suite en plus grand nombre. Metchnikoff a pu suivre expérimentalement ces macrophages jusque dans les lymphatiques, où ils passent, munis de leur butin.

Bactériologie. — L'examen bactériologique direct et les ensemencements sur milieux de cultures ont montré que le liquide hémorragique était absolument dépourvu de tout

germe microbien : nous avons donc affaire à un processus
aseptique.

Perméabilité méningée. — On ne l'a pas recherchée dans
tous les cas d'hémorragie sous-arachnoïdienne pure. Dans
le cas de Chauffard et Froin, l'iodure de potassium injecté
sous la peau pendant huit jours à la dose de 4 grammes par
jour n'a pas paru dans le liquide rachidien. Dans les cas
nombreux d'hémorragie cérébro-méningée, où les propriétés
biopsiques du liquide sont à peu près les mêmes, la perméabilité a été trouvée variable suivant les malades. Cette varia-
bilité pour des cas du même ordre est due à des causes qui
nous échappent complètement.

Pouvoir hématolytique. — On ne s'en est pas occupé davan-
tage. Bard [1] l'a trouvé augmenté dans des cas d'hémorragies
des méninges.

[1] Semaine méd., 14 janvier 1903, p. 9. Des variations pathologiques du pouvoir hémolytique du liquide céphalo-rachidien.

DIAGNOSTIC

La forme d'hémorragie méningée dont nous nous occupons est une hémorragie purement sous-arachnoïdienne, peu abondante, à signes à peu près exclusivement méningés, à évolution bénigne. Elle se distingue donc assez nettement des hémorragies cérébro-méningées dans lesquelles la substance cérébrale est atteinte en même temps que les méninges par l'irruption sanguine. La prédominance des signes cérébraux sur les réactions méningées, l'âge avancé des malades avec artério-sclérose, la gravité de l'allure clinique, sont des points qui différencient suffisamment le second cas du premier. Nous étudierons l'hémorragie méningée seulement dans ses rapports avec la méningite hémorragique, en essayant d'établir les bases d'un diagnostic différentiel entre ces deux affections.

Il est difficile, lorsqu'on se trouve en présence d'un syndrome méningitique, de le rapporter à une méningite cérébro-spinale ou à une hémorragie méningée. Dans certains cas, l'examen clinique seul pourra suffire à fixer le médecin sur la nature pathogénique des symptômes observés; mais ces cas doivent être extrêmement rares et nous serons presque toujours obligés d'avoir recours à des moyens plus compliqués. La ponction lombaire nous permettra, par l'étude du liquide céphalo-rachidien, de nous faire une conviction.

Nous avons donc à considérer deux méthodes d'analyse :
l'une facile et à la portée de tout praticien, mais ne donnant
jamais une certitude absolue, l'examen clinique; l'autre,
moins facile à réaliser par les connaissances spéciales et le
matériel qu'elle exige, la méthode de laboratoire favorisée
par la ponction lombaire.

I. — DIAGNOSTIC CLINIQUE.

Les antécédents personnels et familiaux devront être pris
en considération comme éléments utiles de diagnostic.
La notion de syphilis ou de tuberculose fait soupçonner la
nature de l'affection dans les cas présumés de méningite.
Le nervosisme du sujet peut expliquer l'exagération des
symptômes douloureux et des contractures.

La connaissance exacte des conditions dans lesquelles est
survenue la maladie sera d'un précieux secours. Un traumatisme, une chute sur les pieds, comme dans le cas de
Macaigne, éloignera toute idée d'inflammation. Au contraire,
la coexistence d'une infection générale ou localisée fait
immédiatement penser à une méningite aiguë. Une épi-
démie concomitante de méningite cérébro-spinale conduit
aux mêmes déductions. Une phase prodomique longue, avec
troubles nerveux vaso-moteurs, digestifs et modifications du
caractère, plaide en faveur d'une méningite tuberculeuse
que d'autres signes plus précis viendront bientôt confirmer.

Les signes actuels et l'évolution de la maladie sont des
faits quelquefois concluants. En effet, s'il est des symptômes
communs à l'hémorragie avec inflammation et à l'hémorragie
pure, il en est d'autres qui n'appartiennent qu'à la première
de ces deux affections. Chauffard distingue dans le tableau
clinique de la méningite cérébro-spinale deux séries sympto-

matiques. « La première série, dit-il, comprend les réactions douloureuses (céphalée, rachialgie, paroxysmes douloureux); les phénomènes d'hypertonie musculaire (contracture de la nuque, signe de Kernig) ; les signes de lésions en foyer (hémiplégie, monoplégie, répercussions pyramidales secondaires) ». Tous ces signes peuvent se rencontrer aussi bien dans la méningite que dans l'hémorragie sous-arachnoïdienne. « La deuxième série symptomatique, au contraire, appartient bien en propre à la méningite cérébro-spinale : ce sont les grands signes infectieux, si habituels et souvent si graves dans cette maladie, l'herpès de la face, les éruptions septicémiques, les néphrites, les arthrites, les endopéricardites, les otites, les lésions oculaires, etc... ». Si donc nous trouvons, outre le syndrome méningitique, des signes d'infection généralisée, nous serons en droit de porter le diagnostic de méningite. On ne conçoit pas, en effet, que l'hémorragie sous-arachnoïdienne, qui est un processus aseptique, soit susceptible de provoquer des accidents septiques dans les divers organes de l'économie.

La fièvre ne peut servir de point d'appui solide à notre édifice diagnostic, car on la rencontre aussi bien dans la méningite que dans l'hémorragie proprement dite, où elle est à peu près constante. Toutefois, il est certain qu'elle n'a pas une marche semblable dans les deux cas. Dans le second, elle est moins élevée et, si elle atteint 38° à 38°5 dans le début de la maladie, elle tombe assez rapidement à 37°5, et même à la normale. Dans l'observation de Chauffard et Froin, la température était à 37° le 4° jour de la maladie; dans le cas de Macaigne à 39° le 1er jour et à 37° le 3°. Chez le malade de Lamy, le thermomètre, qui marquait d'abord 39°, ne marquait plus au 3° jour que 37°. La température devra donc être prise en considération, à condition de n'en point exagérer la valeur diagnostique.

On voit, par le court exposé qui précède, combien peu
d'arguments cliniques nous avons en faveur de l'une ou de
l'autre des deux affections. La seconde méthode sera plus
fertile en renseignements. La ponction lombaire, en effet, va
nous mettre, pour ainsi dire, entre les mains la preuve de la
lésion anatomique, jouant ainsi le rôle d'une véritable biopsie.
C'est à elle qu'on aura recours, non seulement pour éclairer
la pathogénie de symptômes difficiles ou impossibles à expliquer autrement, mais aussi pour confirmer un diagnostic
édifié déjà sur des preuves purement cliniques.

II.— PONCTION LOMBAIRE.— MÉTHODE DE LABORATOIRE

On pratiquera la ponction lombaire en se conformant à la
technique formulée par Tuffier et Milian (*Pr. méd.*, 5 mars
1903). Le liquide retiré est hémorragique ; ce diagnostic nous
est fourni par trois ordres de faits.

La coloration est le phénomène qui frappe le premier
l'observateur, si elle est rose ou franchement rouge (éry-
throchromie), la présence de sang dans le liquide est indiscutable. Si le liquide présente de la xanthochromie ou même
est complètement clair, la centrifugation permettra de cons-
tater au microscope l'existence de globules rouges et d'affirmer la nature hémorragique. Nous connaissons les formes
variées que peuvent revêtir les hématies au cours de l'hématolyse ; nous saurons donc, dans tous les cas, dépister leur
présence. D'ailleurs, la ponction lombaire devra être précoce
et l'on arrivera alors assez tôt pour trouver des globules dans
un état voisin de la normale, ce qui facilitera beaucoup le
diagnostic.

Enfin, l'examen spectroscopique du liquide céphalo-rachidien de suite après la ponction vient confirmer d'une façon
sûre la constatation faite au microscope.

On trouve le spectre de l'oxyhémoglobine avec ses deux bandes d'absorption entre les raies D et E. L'action d'un corps réducteur (sulfhydrate d'ammon.) transforme ces bandes en une seule située entre elles deux (bandes de Stockes).

Si le premier point du diagnostic, à savoir l'existence d'hémorragie sous-arachnoïdienne, est facile à déterminer, la recherche de la nature pathogénique de cette hémorragie est un peu plus délicate.

On devra d'abord s'assurer que la présence de sang dans le liquide est bien antérieure à la piqûre et non déterminée par elle. Tuffier et Milian ont indiqué les moyens d'éviter cette erreur de diagnostic : 1° Si on recueille le liquide dans trois tubes, ce qu'on ne doit jamais négliger de faire, le sang mis en liberté par la blessure d'un vaisseau de la peau ou des muscles ne teinte que le début seul de l'écoulement ; — 2° en employant une aiguille à biseau court munie d'un mandrin à l'intérieur, on évite d'embrocher à moitié une veine sous-dure-mérienne ou pie-mérienne. Cette fausse position de l'aiguille à cheval sur la cavité arachnoïdienne et sur le vaisseau donnerait un liquide mélangé de sang qui induirait en erreur. Si, malgré la forme de l'aiguille, l'accident se produit quand même, en imprimant des mouvements de va-et-vient au trocart, on arrive à se trouver en plein liquide céphalo rachidien ; — 3° le sang épanché au moment de l'opération se prend en un caillot au fond du tube ; celui qui a séjourné dans les espaces sous-arachnoïdiens ne coagule pas, et, si on le centrifuge, il laisse subsister au-dessus du culot une coloration laquée due à l'hématolyse antérieure.

Nous devons nous demander maintenant si l'hémorragie est bien purement sous arachnoïdienne, sans participation de processus inflammatoire et s'il ne s'agit pas d'une méningite hémorragique (cérébro-spinale, tuberculeuse, syphilitique, septique) Ici deux éléments de diagnostic sont en notre possession : 1° L'existence ou l'absence de coagulum; 2° l'étude de la formule leucocytaire ; 3° la bactérioscopie.

Nous avons vu, à propos de la symptomatologie, que le liquide hémorragique aseptique ne coagulait pas. Dans les observations de Froin, « jamais le plus petit coagulum ne s'est montré et n'est venu manifester le passage indiscutable de sérosité inflammatoire dans la cavité sous arachnoïdienne ». Au contraire, dans les méningites, le liquide est riche en fibrine. Celle-ci se prend en un caillot ou bien, lorsqu'elle est peu abondante, elle forme des flocons qui nagent dans l'intérieur des tubes. Il y a donc là un signe distinctif dont on comprend l'importance.

Dans les processus inflammatoires, l'étude du sang et des exsudats dénote une hyperleucocytose au profit des polynucléaires. Dans les méningites cérébro-spinales à méningocoque de Weichselbaum, la polynucléose est des plus intenses. Or cette maladie est celle qui présente cliniquement le plus de points communs avec celle dont nous nous occupons. Il nous sera par conséquent permis de l'éliminer de notre discussion diagnostique suivant le sens de la formule leucocytaire. Les méningites aiguës, qui viennent compliquer les infections de l'organisme, s'accompagnent également de polynucléose : on ne les confondra donc pas avec les hémorragies proprement dites. Si le liquide contient de la lympho-cytose, — et nous avons vu que ce fait se produit au début et surtout à la fin du processus hématolytique, — comment pourrons-nous distinguer notre affection des méningites syphilitiques et tuberculeuses qui sont aussi des maladies à mononucléose ? La syphilis méningée n'est jamais ou très rarement la première manifestation spécifique : elle s'accompagne ou a été précédée d'autres accidents qu'on ne négligera pas de rechercher. D'ailleurs, dans le doute, le traitement mercuriel qui a donné à M. Gaillard, dans un cas de méningite syphilitique, un résultat excellent au bout de trois jours [1], sera la pierre de touche du diagnostic.

Dans la méningite tuberculeuse, outre les signes cliniques qui lui sont propres, on constate un abaissement considérable du point cryoscopique, une réaction albumineuse et enfin la présence de bacilles de Koch.

La bactérioscopie du liquide céphalo-rachidien donne, en effet, dans beaucoup de cas des renseignements très utiles et d'une grande précision. Ces recherches peuvent se faire suivant plusieurs méthodes. La plus simple consiste à prélever une parcelle du culot obtenu par centrifugation et de l'examiner au microscope après l'avoir fixée et colorée. Ce mode opératoire donne souvent de très bons résultats. On a ainsi retrouvé dans le liquide céphalo-rachidien divers agents pathogènes : le bacille de Pfeiffer, le bacille d'Eberth, le coli-bacille, le méningocoque de Weichselbaum, et enfin le bacille de Koch. Lorsque ce moyen a échoué, on peut recourir au procédé des cultures sur milieux appropriés. La gélose sanguine a été employée avec succès par Bezançon et Griffon pour la recherche du bacille de Koch. Il reste un troisième procédé, celui des inoculations aux animaux, mais il est peu pratique et dure aussi longtemps que la maladie : il ne donne pas d'ailleurs, paraît-il, toujours des résultats satisfaisants.

La *cryoscopie*, quoique n'ayant pas une valeur absolue, paraît susceptible d'aider au diagnostic. Froin, qui a recherché le point de congélation du liquide céphalo-rachidien dans de nombreux cas d'hémorragies méningées, a constaté son élévation, surtout pendant les afflux leucocytaires (environ — 0,56). Contrairement à cela, les méningites, et en

[1] MM. Gaillard et d'Œlsnitz. Soc. méd. 12 juin 1903.

particulier les méningites tuberculeuses, s'accompagnent d'un abaissement assez notable du point cryoscopique, qui avoisine — 0,50. Il y a donc là encore un point de différenciation qu'il sera bon de rechercher.

Nous passons, à dessein, sous silence la question de la *perméabilité des méninges* à l'iodure de potassium. C'est une méthode qui donne des renseignements trop contradictoires pour que nous jugions utile d'y insister ici et d'en tirer des conséquences pratiques.

En résumé, le diagnostic par la ponction lombaire comprend deux phases : une première, dans laquelle on établit l'existence d'une hémorragie intra-rachidienne, et cela à l'aide du chromodiagnostic, de la microscopie et de la spectroscopie. Dans une seconde phase, le clinicien s'élève à la notion pathogénique et différencie, au moyen du cytodiagnostic et de la bactérioscopie, les hémorragies sous-arachnoïdiennes proprement dites des méningites hémorragiques.

EVOLUTION — PRONOSTIC — TRAITEMENT

L'évolution de l'hémorragie sous-arachnoïdienne à symptômes méningitiques est généralement bénigne et présente une issue favorable. Elle a même contribué à rendre moins sombre le pronostic des méningites pures, car celles-ci ont bénéficié des cas de guérison d'hémorragies proprement dites jusqu'alors méconnues. D'autant mieux que, dans ces hémorragies, plus le tableau symptomatique est méningitique, plus la lésion sera curable, plus l'issue en sera heureuse. N'oublions pas, en effet, que le méningisme, dans ce processus, n'est que du méningisme d'irritation, non d'inflammation. Nous n'avons pas besoin d'insister pour montrer que, d'autre part, plus le processus hémorragique atteindra profondément la substance cérébrale, plus le syndrome méningitique s'atténuera pour s'aggraver de plus en plus du syndrome apoplectique : il prendra, par ce fait, une allure moins bénigne.

Il est vrai que, même dans ce dernier cas, où le raptus sanguin fait participer aux accidents la séreuse et le parenchyme cérébral, le pronostic ne peut être posé fatal, uniquement par suite de l'abondance et de l'intensité des signes apoplectiques. C'est au clinicien instruit à discuter chaque cas, à localiser le foyer hémorragique dans telle ou telle zone plus ou moins vitale, etc...

Enfin, nous aurons encore à tenir compte dans notre pronostic des données étiologiques qui ont entraîné l'apparition du syndrome morbide. Notre processus hémorragique à forme méningitique peut être provoqué, comme les observations le montrent, par des causes diverses souvent impossibles à déterminer. Il est toutefois logique d'admettre en pareil cas une prédisposition des vaisseaux à se laisser rompre, prédisposition due à l'artério-sclérose, à la syphilis. Ces notions étiologiques pourront nous faire pressentir l'arrêt ou la continuation de l'hémorragie par la persistance ou la disparition de ses causes.

Tous ces jugements ne nous seront d'ailleurs pas inutiles pour guider avec méthode notre conduite thérapeutique.

Puisque malgré le tableau méningitique, l'étude que nous venons de faire nous a convaincu de la possibilité de poser un diagnostic ferme, nous éviterons aux malades tous ces traitements empiriques dont on eût pu l'accabler en le croyant atteint d'une méningite. Nous n'insisterons pas pour indiquer un traitement spécial, l'affection elle-même n'étant pas spéciale. La thérapeutique devra viser tantôt à combattre les symptômes fâcheux méningiens ou apoplectiques, tantôt à prévenir une nouvelle hémorragie par la médication hémostatique. Enfin, ce qui sera plus utile et plus profitable pour l'avenir, on devra traiter l'élément étiologique (syphilis, artério-sclérose) par l'emploi du mercure et de l'iodure de potassium.

Un traitement employé depuis peu dans toutes les affections des méninges, la ponction lombaire, mérite d'être cité comme pouvant rendre de bons services. Cette ponction, faite dans un but diagnostic et que l'on pourrait à juste titre (Thèse de Maystre, Montpellier, 1903) considérer comme n'étant pas toujours d'une innocuité absolue, se trouvera ici tout excusée par son action thérapeutique.

L'irruption sanguine dans les cavités péri et intra-médullaires, amène en effet une compression fâcheuse du système vasculaire de la substance nerveuse et de cette substance elle même. Aussi, l'hypertension du liquide céphalo-rachidien, qui nous est bien révélée par la ponction, contribue-t-elle pour sa part à aggraver la symptomatologie morbide de notre affection. Intervenant pour rétablir à son taux primitif la pression intra-rachidienne, la ponction lombaire amène, comme le démontrent les observations, une sédation plus ou moins passagère, mais notable, des symptômes.

Il est évident que la soustraction du liquide ne doit pas aller jusqu'à l'extrème, être répétée trop souvent. Elle déterminerait alors ou plutôt favoriserait le retour de l'hémorragie « a vacuo », en créant une pression négative. Mais, en résumé, ce mode de traitement de l'hémorragie sous-arachnoïdienne employée avec précaution constitue une arme thérapeutique d'une incontestable utilité.

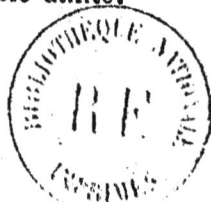

CONCLUSIONS

I. — La ponction lombaire a démontré l'existence d'hémorragies sous-arachnoïdiennes que les signes cliniques faisaient prendre pour des méningites aiguës de natures diverses.

II. - Ces hémorragies présentent comme caractéristique de survenir d'habitude chez des sujets relativement jeunes, sans tares nerveuses. De plus leur évolution, ordinairement bénigne, est de courte durée.

III. — La symptomatologie en est toute d'emprunt, puisqu'elle est constituée surtout par des signes cliniques de méningites et accessoirement par des signes d'irritation du névraxe.

IV. — Le diagnostic, rarement possible par les signes exclusivement cliniques, est rendu aussi sûr qu'il se peut par l'examen du liquide céphalo-rachidien.

V. - La ponction lombaire, pratiquée avec modération, est pleinement justifiée par ses conséquences thérapeutiques immédiates.

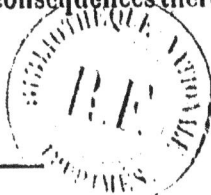

BIBLIOGRAPHIE

ACHARD. - Nouveaux procédés d'exploration. Masson, 1903.

ACHARD et LOUIS RAMOND. — Hémorragie cérébro-méningée à symptômes méningitiques. Soc. de neurologie. 3 nov. 1904.

BARD. — De la coloration biliaire du liquide céphalo-rachidien d'origine hémorragique. Soc. de biol., 28 nov. 1903.

CHAUFFARD, FROIN, BOIDIN. — Formes curables des hémorragies méningées sous-arachnoïdiennes. Presse méd., 24 juin 1903.

CHAUFFARD et FROIN. — Diagnostic différentiel de l'hémorragie méningée et de la méningite cérébro-spinale. Soc. méd. des hôpitaux, 23 oct. 1903.

FROIN. — Les hémorragies sous-arachnoïdiennes et le mécanisme de l'Hématolyse en général. Th. de Paris, 1904.

LAMY. — Hémorragie méningée traumatique. Soc. méd. des hôpitaux, 30 oct. 1903.

LAUNOIS et MAUBAN. — Diagnostic de l'hémorragie méningée. Archives générales de médecine, 1903. Page 2561.

MACAIGNE. — Hémorragie méningée simulant la méningite cérébro-spinale. Médecine moderne, 1902. Page 195.

MILIAN. - Le liquide céphalo-rachidien. Paris, 1904. Steinheil, éd.

MILLET. — De la valeur diagnostique de la ponction lombaire dans les hémorragies du névraxe. Th. de Paris, 1902

MOIZARD et BACALOGLU. — Hémorragie méningée sous-arachnoïdienne, symptômes de méningite cérébro-spinale chez un enfant de 7 ans. Bull. Soc anat., 1900. Page 969.

NETTER. — Persistance du signe de Kernig après guérison. Soc. méd., 29 juin 1898.

P. MATHIEU. — Chromo-diagnostic du liq. céphalo-rachidien. Th. de Paris, 1902.

SABRAZÈS et MURATEL. — Cellules endothéliales hémato-macropha- ges dans le liquide céphalo-rachidien....... Soc. linnéenne de Bordeaux, 24 juin 1903. — Soc. biol., 4 juin 1904.

SICARD. — Chromo-diagnostic.

SICARD. — Le liquide céphalo-rachidien (Collection Léauté).

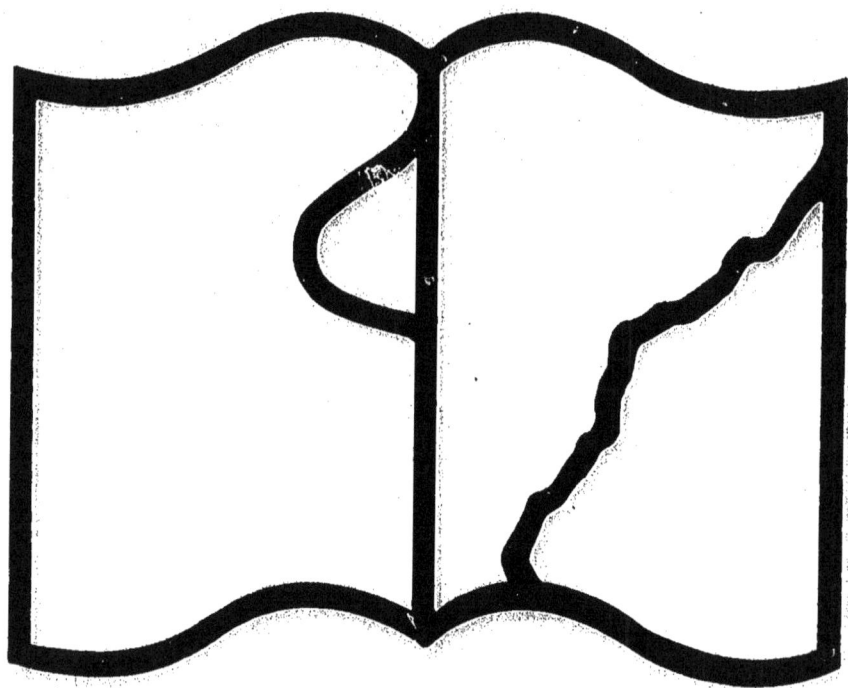

Texte détérioré — reliure défectueuse

NF Z 43-120-11